Psoriasis vs. Eczema

Síntomas, Diferencias, Similitudes, Causas, Desencadenantes Tratamiento

Dra. Sheila Harrison

Descargo de responsabilidad

Este contenido sirve para proporcionar información general sobre la enfermedad y tiene como objetivo capacitarlo para buscar asistencia médica inmediata si es necesario para prevenir complicaciones. Es fundamental recalcar que esta información no sustituye la consulta a un médico calificado. El campo de la ciencia médica evoluciona continuamente y, debido a la naturaleza dinámica del conocimiento médico, recomendamos buscar asesoramiento de expertos si encuentra alguna inconsistencia o tiene la intención de tomar medidas basadas en la información de este contenido. Nunca ignore la orientación médica profesional ni retrase el tratamiento basándose en algo que haya leído en línea, incluido este material, o de cualquier otra fuente en línea. Recuerda siempre que Internet no puede curarte; más bien, la curación se produce a través de la guía de profesionales médicos y la providencia de Dios.

Tabla de contenidos

Descripción general

Puede resultar complicado distinguir entre psoriasis y eczema, dos enfermedades de la piel que pueden durar toda la vida. A través de este fascinante viaje, conocemos sus variaciones, causas, desencadenantes y tratamientos médicos y naturales.

¿Alguna vez ha tenido erupciones que le pican o le pican y emergen en puntos extraños de la piel? Es posible que estés pensando en una quemadura solar o una reacción alérgica. Sólo voy a la farmacia a comprar una loción. Probablemente no sea un problema importante. Pero además de permanecer quietos, las erupciones empeoran y crecen cada día, lo que hace que sea bastante difícil moverse.

Esto puede sorprenderle: es posible que tenga eczema o psoriasis.

Sección 1

Psoriasis versus eczema

El eccema y la psoriasis son enfermedades cutáneas crónicas, no contagiosas e incurables, es decir, no se pueden curar. Afortunadamente, el cuidado personal combinado con la terapia puede ayudar a controlar los síntomas.

Debido a sus muchas similitudes en términos de síntomas, desencadenantes y terapias, las personas a veces confunden los dos trastornos entre sí. Incluso para el ojo inexperto, ambos parecen sorprendentemente similares: áreas secas, irritadas y enrojecidas. Descubriremos rápidamente cómo identificar las variaciones en esta investigación.

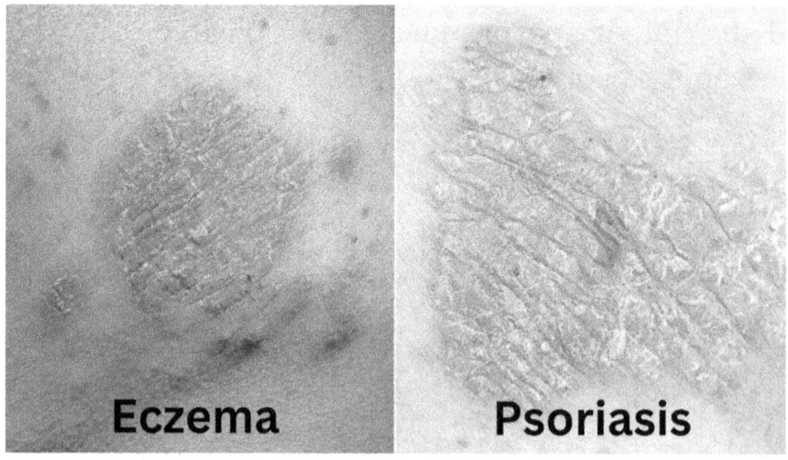

Soriasis

Como enfermedad autoinmune, la psoriasis hace que el sistema inmunológico funcione mal y se dirija a las células sanas, lo que puede provocar el desarrollo simultáneo de trastornos adicionales (comorbilidades). Se estima que 500.000 malasios fueron diagnosticados con psoriasis en 2010.

Aunque es más común en adultos, los niños también pueden verse afectados por la psoriasis. La psoriasis se presenta en cinco variedades:

1. Psoriasis guttata
2. psoriasis pustulosa
3. Soriasis en placas
4. Psoriasis inversa
5. Psoriasis eritrodérmica

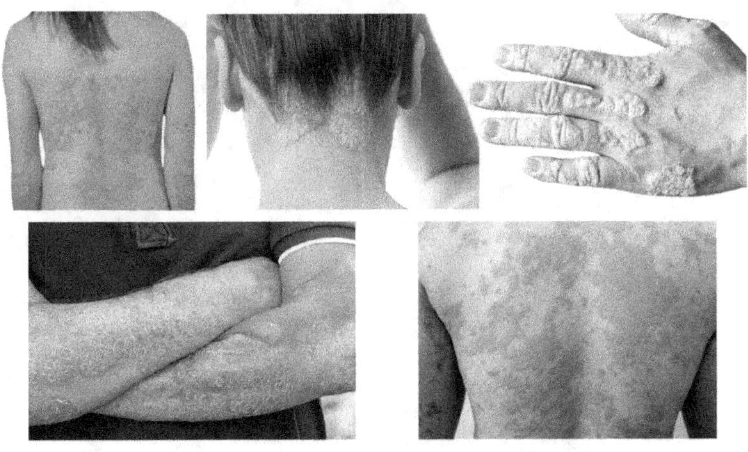

Psoriasis is not a respecter of Body Parts

Eczema

Por otro lado, los especialistas generalmente aceptan que el eczema está más relacionado con un problema de la barrera cutánea que resulta en un sistema inmunológico hipersensible que con una enfermedad autoinmune. Dado que el eccema es tan común (se prevé que una de cada diez personas lo padezca), es más conocido. Esta dolencia de la piel generalmente comienza en la infancia (incluso desde los recién nacidos) y dura hasta la madurez, aunque también puede aparecer en un adulto por primera vez.

Hay siete formas de dermatitis que incluyen eccema:

1. Dermatitis atópica (EA)   2.Dermatitis de contacto

3. Eccema Dishidrótico   4. Neurodermatitis

5. Eccema numular   6. Dermatitis seborreica

7. Dermatitis por estasis

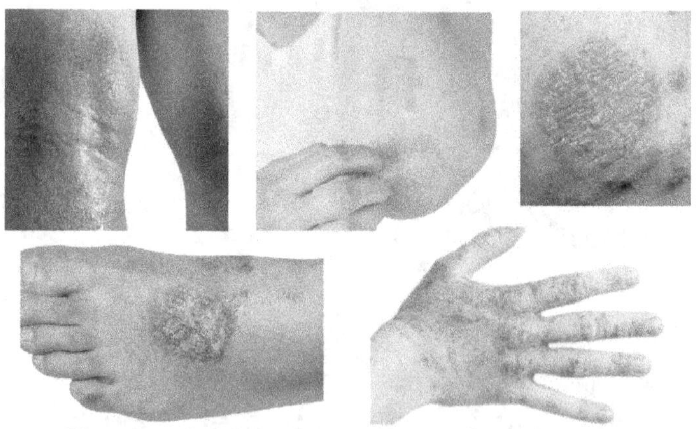

Eczema is not a respecter of Body Parts

Sección 2

Causas distintivas

Para comprender mejor en qué se diferencian la psoriasis y el eczema, debemos analizar en primer lugar qué los causa.

Causas de la psoriasis (una enfermedad autoinmune)

Tu sistema inmunológico te defiende atacando gérmenes y virus que causan inflamación. En realidad, la inflamación indica que los glóbulos blancos están haciendo su trabajo. Por otro lado, una disfunción del sistema inmunológico puede provocar una dolencia más grave.

Su sistema inmunológico se vuelve hiperactivo cuando tiene trastornos autoinmunes como la psoriasis. Su sistema inmunológico no sólo defiende su cuerpo contra antígenos peligrosos, sino que también ataca incorrectamente (falla) las células sanas porque las percibe como una amenaza. Sigue una sobreproducción de glóbulos blancos, lo que exacerba la inflamación y provoca brotes.

Su sistema inmunológico hiperactivo ahora obliga a su cuerpo a acelerar el crecimiento de todas las células, incluidas las de la piel. El proceso de producción de nuevas células cutáneas suele tardar un mes. Comenzando en la capa más baja de la piel, las células de la piel crecen lentamente hasta llegar a la superficie como células muertas. En ese momento, se desprenden o caen para dejar espacio a nuevas células de la piel.

En sólo tres o cuatro días, las nuevas células de la psoriasis proliferan y se reemplazan a un ritmo rápido. Debido al corto período de tiempo, las células muertas de la piel no se eliminan correctamente, lo que hace que se acumulen en la superficie de la piel y creen placas de psoriasis.

Causas Eczema (Falta de proteína filagrina)

Mientras que el eczema es provocado por una mutación genética en la piel que resulta en un sistema inmunológico hipersensible, la psoriasis es causada por un mal funcionamiento del sistema inmunológico.

Los investigadores han propuesto que las capas de la piel pueden tener deficiencia de la proteína filagrina. Al unir todos los bloques de humedad, lípidos, aceites y otras células de la piel para mantenerla hidratada y protegida,fibrinógeno obras de teatro es una parte crucial en la preservación de una barrera cutánea robusta.

Un déficit de filagrina indica que esos bloques no están perfectamente conectados. Esto hace que su piel se vuelva menos hidratada y más susceptible a que las irritaciones y alergias la penetren. Esto implica que cuando se expone a elementos inocuos como polvo, jabones, perfumes, clima frío y pelo de mascotas, su cuerpo puede responder de manera más violenta que el de otras personas. Esto también aclara la posibilidad de que se produzcan alergias en quienes padecen eczema.

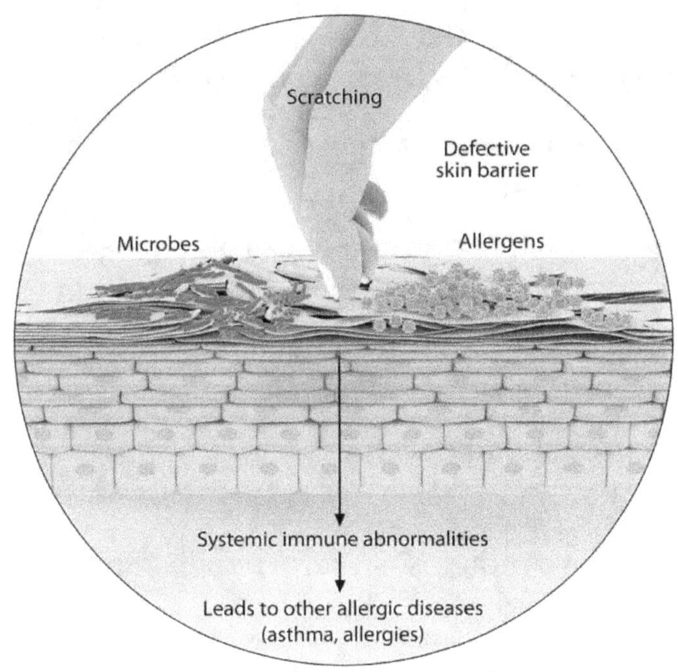

Sección 3

Síntomas de psoriasis o eczema

Los síntomas de la psoriasis y el eczema pasan por un ciclo: desde estar activos (brotes) hasta un estado menos activo o inactivo (remisión) durante un cierto período de tiempo, antes de que se desencadene el siguiente brote.

Similitudes en los síntomas.

Tanto la psoriasis como el eccema comparten estos signos comunes:

- Manchas o erupciones rojas (pueden aparecer de color púrpura en un tono de piel más oscuro)
- Inflamación
- Sequedad de la piel
- picazón
- No contagiosos, pero tienen mayor riesgo de infecciones.
- Puede aparecer en cualquier parte del cuerpo.
- Puede causar grietas en la piel y sangrado debido a la fricción o al rascado constante.

Debido a estos síntomas similares, es posible que se confunda y se diagnostique erróneamente cualquiera de las afecciones, especialmente en bebés y niños. Por lo tanto, es fundamental consultar a su médico, específicamente a un dermatólogo capacitado que pueda distinguir entre las dos afecciones de la piel.

Diferenciar la psoriasis el eccema

Puede parecer que algunas diferencias se superponen, pero hay síntomas típicos más evidentes en la psoriasis que en otras y viceversa.

SORIASIS	ECZEMA
Más inflamada, puede ser dolorosa o escocer.	Menos inflamada que la psoriasis.
Sequedad y picazón de leves a moderadas.	Picazón extremadamente seca e intensa debido a la barrera cutánea débil.
Parece más grueso y elevado de la piel como una capa extra.	Parece más delgado pero puede estar hinchado.

Generalmente está cubierto de escamas (placas) ásperas de color blanco o plateado debido a la acumulación de células muertas de la piel.	A veces, los parches supuran líquidos cuando hay una infección.
Los límites que rodean las llamaradas son más claros y evidentes.	Las fronteras son menos nítidas y no tan claras.
Generalmente se encuentra en las áreas abiertas: frente de las rodillas, parte externa de los codos, cuero cabelludo, espalda baja, nalgas y uñas de las manos o de los pies.	A menudo se encuentra en áreas opuestas de psoriasis donde la piel se pliega: parte posterior de las rodillas, parte interna de los codos, cuello, tobillos, muñecas, manos y posiblemente el área de la cara.
Comúnmente asociado con dolores articulares (psoriásico).artritis, diabetes y enfermedades cardiovasculares.	Comúnmente asociado con enfermedades causadas por alergias como la fiebre del heno y el asma.

¿Puedo tener eccema y psoriasis al mismo tiempo?

Es bastante raro tener psoriasis y eczema al mismo tiempo.Hasta ahora, no se han realizado muchas investigaciones para determinar si la psoriasis y el eczema pueden coexistir. En un estudio se encontró que sólo 5 de 354 niños tenían psoriasis y eczema simultáneamente; sin embargo, los adultos no fueron incluidos en la muestra del estudio.

Sin embargo, puedes sufrir de eczema cuando eres joven, que eventualmente desaparecerá, y luego podrías desarrollar psoriasis cuando seas mayor.

Sección 4

Diagnóstico de psoriasis y eccema

Los dermatólogos son los profesionales mejor cualificados para diagnosticar enfermedades de la piel. Con sólo un examen físico, normalmente pueden diagnosticar psoriasis o eczema. Si se necesita más información, se pueden realizar exámenes de la piel, incluidas biopsias de piel y pruebas de parche.

Examen físico

Es posible que le pregunten sobre sus síntomas actuales durante el procedimiento, y pueden incluir cosas como:

- ¿Dónde aparecen los síntomas en tu cuerpo?
- ¿Cuándo empezaste a tenerlos?
- ¿Qué tan frecuentes son los brotes?
- ¿Estuvo en contacto con alguna sustancia agresiva?
- ¿Tiene alergias existentes?
- ¿Qué intensidad tienen los síntomas, desde leves hasta moderados y graves?

- ¿Experimentaste algún estrés?
- ¿Alguno de sus familiares tiene antecedentes de eczema o psoriasis?

Si utiliza algún producto cosmético o artículo de higiene que incluya componentes irritantes, es posible que su dermatólogo también quiera conocerlos.

Es una buena idea compartir tanta información como sea posible para ayudar a recibir un diagnóstico preciso de sus síntomas, ya que la psoriasis puede confundirse fácilmente con el eczema. No se autodiagnostique ni tome medicamentos de venta libre sin antes visitar a un médico.

Prueba de parche cutáneo

Para realizar esta prueba indolora, se aplican muchos parches cutáneos que contienen diversas sustancias (alérgenos), comúnmente pegados con cinta adhesiva en la espalda durante dos días. No está permitido mojarlos durante este tiempo, así que evite hacer ejercicio y tenga mucho cuidado al ducharse.

Antes de hacer un diagnóstico, su dermatólogo controlará cualquier reacción a los alérgenos hasta cuatro días después de su eliminación.

Dado que el eccema y las alergias están estrechamente relacionados, esta prueba suele utilizarse para diagnosticar el eccema.

Biopsia de piel

La biopsia de piel es un método útil para identificar el eczema y para diagnosticar trastornos de la piel que van debajo de la superficie, como la psoriasis. Es una operación rápida que se realiza en el consultorio de su médico para tomar una muestra de tejido de la piel.

También conocida como biopsia por punción, el procedimiento implica perforar la piel a una profundidad de 2 a 3 mm con un pequeño dispositivo similar a un tubo para eliminar las tres capas de piel. Después de eso, la muestra de piel se lleva al laboratorio para un examen microscópico adicional.

Para adormecer la zona y reducir o eliminar las molestias, primero se aplica anestesia; sin embargo, se espera dolor posteriormente. La herida de la biopsia podría tardar tres semanas o quizás un mes en sanar.

Sección 5

Desencadenantes de la psoriasis y el eccema

Además de tener varios síntomas en común, la psoriasis y el eczema también tienen algunos desencadenantes.

Similitudes en los desencadenantes

La exposición prolongada al sol o temperaturas excesivamente bajas pueden exacerbar el picor, que es el que provoca ambos tipos de clima. Además, experimentar niveles elevados o frecuentes de estrés emocional puede reducir los niveles de cortisol, que son útiles para reducir la inflamación y las infecciones. Esto debilita el sistema inmunológico y puede ser la razón por la que se producen los brotes.

Una mayor respuesta inflamatoria puede resultar de la sobreabundancia de células inmunes de la psoriasis, el sistema inmunológico extremadamente sensible del eczema, infecciones de la piel y traumatismos cutáneos. Los cortes, raspaduras, quemaduras e inyecciones son ejemplos de traumatismos cutáneos.

Otros desencadenantes de la psoriasis

Los factores adicionales que pueden causar psoriasis incluyen el uso de medicamentos que interfieren con la función natural del sistema inmunológico, como:

- **Beber alcohol y fumar:** Estas sustancias pueden sobreestimular su sistema inmunológico y provocar que se vuelva hiperactivo.

- **Algunos productos farmacéuticos comunes:** Estos incluyen medicamentos para la presión arterial, antipalúdicos para la malaria y litio para la enfermedad bipolar.

Otros desencadenantes del eccema

La mayoría de sustancias externas que pueden irritar la piel y provocar eczema incluyen:

- Artículos de higiene personal y cosmética: champú, jabón, gel de baño y maquillaje.

- Productos químicos que se encuentran en el hogar: jabón para platos, detergentes para telas y paños, desinfectantes.

- Productos con aromas: aceites esenciales, perfumes, aromas y productos perfumados.

- Exposición a alérgenos: polvo, polen, pelo de mascotas, humo de cigarrillos o incendios, tejidos específicos y alimentos.

- Joyas

La transpiración excesiva también puede ser un problema para alguien con eczema, particularmente en áreas de mucha sudoración como el cuello, la parte interna del codo y la parte posterior de las rodillas. Se sabe que el sudor causa irritación porque contiene sodio o sal, lo que aumenta el calor corporal y la pérdida de humedad.

Sección 6

Tratamientos para la psoriasis y el eccema

Si bien no se conocen tratamientos para enfermedades crónicas a largo plazo como el eccema y la psoriasis, los médicos recomiendan tratar los síntomas en lugar de la causa. La medicación, la fototerapia, las hierbas medicinales y las prácticas de cuidado personal son formas comunes de tratamiento.

Según el tipo de psoriasis o eccema, la gravedad de los síntomas y la posibilidad de efectos secundarios, los dermatólogos proponen estrategias de tratamiento.

Medicamentos tópicos

Dado que los tratamientos tópicos se pueden aplicar directamente sobre la piel para aliviar la inflamación y la picazón, son el elemento más importante para cualquier persona con psoriasis o eccema.

La siguiente es una lista de medicamentos tópicos:

- **Corticosteroides:** Se encuentra en una variedad de formulaciones, incluidos aerosoles, ungüentos, geles, cremas y lociones.

En circunstancias extremas, también se puede tomar por vía oral.

- **Ceramidas:** Al fortalecer las barreras cutáneas comprometidas, este producto milagroso para pieles secas ayuda a sellar la humedad y promover la restauración de la piel. Las ceramidas son un ingrediente de varios humectantes para el cuidado de la piel.

- **Ácido salicílico (SA):** Intenta suavizar y adelgazar las placas de psoriasis. Sin embargo, una dosis mayor puede empeorar la inflamación. El rango recomendado es del 2% al 10%.

- **Emolientes:** Se utiliza como humectante para humedecer la piel y reducir la irritación.

Fototerapia

Cuando los tratamientos tópicos no logran aliviar la psoriasis o el eczema severo de una persona, se utiliza la fototerapia, también conocida como fototerapia. Además, puede servir como un tratamiento eficaz para los síntomas que afectan a una amplia parte del cuerpo.

Debido a que este procedimiento utiliza una máquina especializada que produce radiación ultravioleta, que ayuda a ralentizar el crecimiento celular y reducir la inflamación, sólo debe ser utilizado por un dermatólogo o un experto en atención médica.

La fototerapia no es un tratamiento de una sola vez; normalmente requiere numerosas visitas médicas, hasta dos meses, y se reduce gradualmente a medida que mejoran los síntomas. Es fundamental discutir los posibles efectos adversos de la fototerapia con su médico.

Medicamentos orales o inyectados

Para quienes tienen síntomas de moderados a graves, los medicamentos orales (en forma de píldoras o líquidos) y las inyecciones inyectables pueden ser una mejor opción que las terapias tópicas y la fototerapia solas.

Los profesionales de la salud suelen sugerir un uso a corto plazo o un uso moderado junto con tratamientos tópicos debido a posibles efectos secundarios.

Para prevenir el abuso de drogas, debe necesitar una receta de su médico para estos medicamentos:

- **Antihistamínicos:** Ayuda a aliviar la picazón.

- **Antibióticos:** Se utiliza mejor para infecciones que pueden ser provocadas por un rascado persistente.

- **Fármacos sistémicos o inmunosupresores:**La ciclosporina y el metotrexato actúan sobre todo el sistema inmunológico para suprimir las reacciones hiperactivas y disminuir los brotes. Pero debido a que estos medicamentos tienen muchos efectos adversos, sólo deben tomarse según sea necesario.

- **Sintéticos o análogos de vitamina D:** Reconocido por reducir la inflamación general y fortalecer la barrera cutánea en quienes padecen eczema. Tacalcitol, calcitriol y calcipotriol son algunos ejemplos.

- **Biológicos:** Tiene un efecto similar a los inmunosupresores en el sentido de que disminuye la intensidad de los síntomas. Normalmente se administra mediante inyecciones o infusiones intravenosas (IV) en el torrente sanguíneo.

Tenga en cuenta que no todas las formas de tratamiento son adecuadas para todos. Hable con su médico sobre los posibles efectos secundarios y su idoneidad para cada opción de tratamiento.

Remedios naturales para la psoriasis y el eccema

Dado que la psoriasis y el eczema son crónicos, el objetivo no suele ser curarlos, sino controlar sus síntomas y prevenir sus brotes. Aquí hay 19 remedios naturales que puedes probar en casa para controlarlo.síntomas de psoriasis y eccema:

Aloe Vera Gel

Dado que el aloe vera es hidratante, antioxidante, antimicrobiano, estimula el sistema inmunológico y cicatriza las heridas, no es de extrañar que el gel de aloe vera pueda aliviar los síntomas de la psoriasis y el eczema.

Aplicar gel de aloe vera después de limpiar la piel afectada con agua y jabón sin perfume puede ayudar a hidratar la piel seca, minimizar el riesgo de infección de la piel y ayudar a curar la piel lesionada.

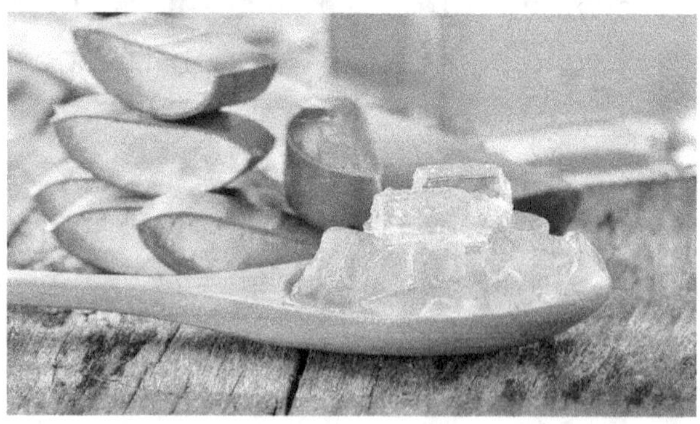

Vinagre de sidra de manzana

Los jabones, champús, cosméticos e incluso el agua del grifo pueden afectar los niveles de pH de la piel, por eso el jabón es un producto común.Psoriasis y eccema desencadenar. El vinagre de sidra de manzana, un ácido suave, puede ayudar a restaurar los niveles de pH de la piel.

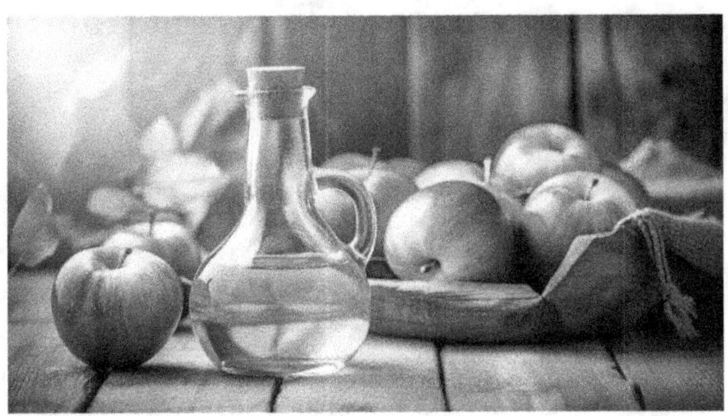

Una forma sencilla de utilizar vinagre de sidra de manzana para tratarPsoriasis y eccemaes agregarlo al agua tibia del baño, remojarlo durante 15 a 20 minutos y luego enjuagar con agua fría. También puedes crear una crema hidratante, un tónico facial, un aceite para el cabello y una envoltura húmeda que contenga vinagre de sidra de manzana.

Compresa fría

La picazón que acompaña a la psoriasis y el eczema puede ser insoportable, pero rascarse hace más daño que bien y daña aún más la piel.

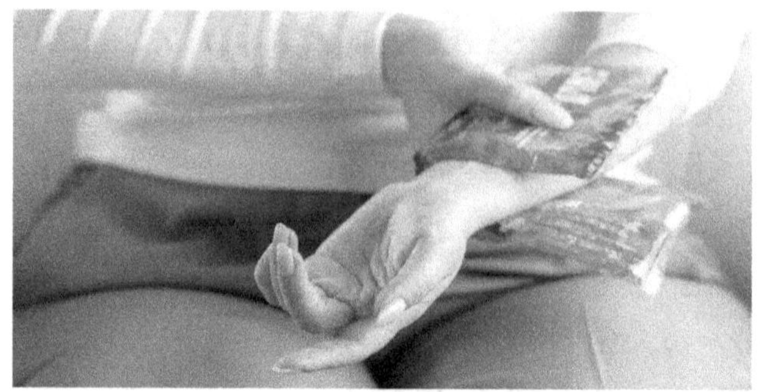

Aplicar una compresa fría colocando un paño limpio y húmedo en el área afectada de la piel puede aliviar la picazón.

Duchas y baños tibios

Los baños y duchas frecuentes y calientes pueden resecar la piel, provocandouna psoriasis y brote de eczema. En su lugar, tome duchas o baños cortos y tibios y séquese con palmaditas suaves en lugar de frotar con fuerza. Recuerda aplicar también crema hidratante después.

Lejía

Una pequeña cantidad de lejía mezclada con el agua del baño puede matar las bacterias que causan infecciones en la piel, aliviando la inflamación, la picazón y la descamación. Para crear un baño de lejía, simplemente agregue media taza de lejía doméstica en una tina llena de agua. Remójalo durante 10 minutos y luego enjuaga con agua fría.

Tenga en cuenta que el cloro puede ser problemático para algunas personas, por lo que es mejor consultar con su médico antes de probar este remedio y/o probarlo primero en una pequeña zona de la piel.

Avena coloidal

Avena coloidal o*Avena sativa*, se refiere a granos de avena finamente molidos que se sabe que tienen propiedades curativas para la piel. Puedes agregarlo a tu baño y sumergirte en él, o aplicarlo como una pasta sobre tu piel.

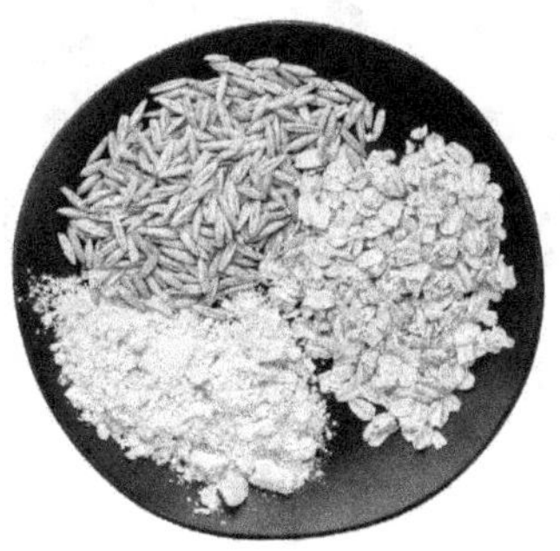

Si bien la avena coloidal es segura para la mayoría de las personas, las personas alérgicas a la avena deben evitarla. Los fabricantes suelen procesar la avena con trigo, por lo que las personas con alergia al gluten también deben tomar precauciones adicionales. Alternativamente, puedes probar con bicarbonato de sodio en lugar de avena coloidal.

Aceite de coco

Además de las propiedades hidratantes de los ácidos grasos que contiene, el aceite de coco virgen puede ayudar a combatir infecciones e inflamación. Puedes aplicar aceite de coco directamente sobre tu piel varias veces al día, especialmente después del baño o la ducha y antes de acostarte.

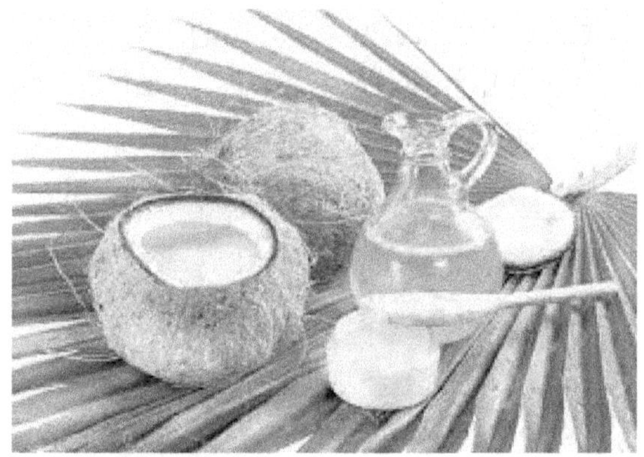

Asegúrate de utilizar únicamente aceite de coco virgen prensado en frío para tu piel. Quienes sean alérgicos al coco también deben evitar este remedio.

Miel

Con sus propiedades antiinflamatorias, antioxidantes y antimicrobianas, la miel puede aliviar y reducir los síntomas dePsoriasis y eccema. Para usar miel paraPsoriasis y eccemalesiones, aplique una fina capa de miel de grado médico en el área afectada y cúbrala con una gasa o vendaje durante la noche. Retire suavemente el vendaje y limpie el área por la mañana.

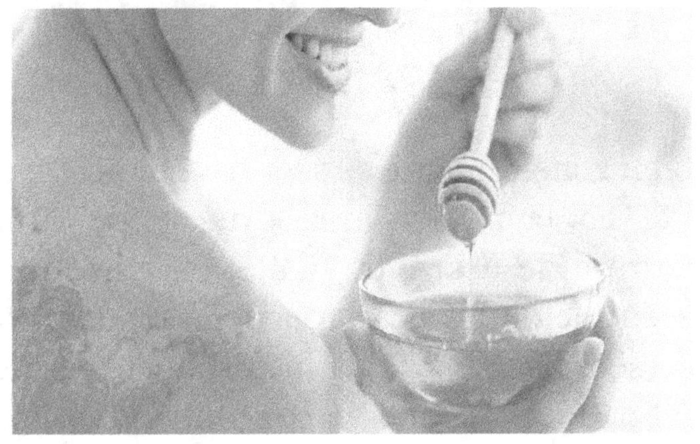

Si es la primera vez que prueba este remedio, asegúrese de hacer primero una prueba de parche para asegurarse de que no es alérgico a la miel.

Aceite de árbol de té

Hay muchos beneficios potenciales de usar aceite de árbol de té para tratarPsoriasis y eccema, que incluyen reducir la inflamación, curar heridas, combatir bacterias y virus y aliviar la picazón.

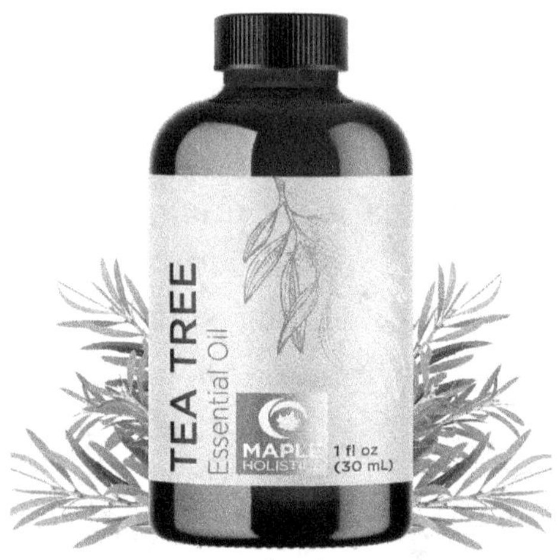

Si bien generalmente es seguro usar aceite de árbol de té en cualquier área externa de su cuerpo, asegúrese de usarlo de manera segura, ya que las concentraciones altas pueden tener resultados adversos. La mayoría de los productos de aceite de árbol de té se venden en concentraciones bajas del 5% o menos, pero si usa aceite esencial de árbol de té puro, asegúrese de diluirlo mezclando unas gotas con un aceite portador como el aceite de coco o de almendras.

Para estar seguro, siempre haga primero una prueba de parche. También debe consultar con su médico antes de aplicar aceite de árbol de té en la piel para asegurarse de que no interfiera con ninguna forma actual dePsoriasis y eccematratamiento.

Dieta

Algunos alimentos pueden provocar inflamación, mientras que otros la combaten. ComoPsoriasis y eccemason Condiciones relacionadas con la inflamación, algunas personas encuentran que comer ciertos alimentos empeora o mejora suPsoriasis y eccemasíntomas.

Reducir la ingesta de alimentos inflamatorios y adoptar una dieta rica en alimentos que combatan la inflamación puede ayudar a calmarPsoriasis y eccemasíntomas. Una dieta antiinflamatoria incluye alimentos como:

- Pescados grasos, como salmón, caballa y sardinas.
- Frutas, como fresas, arándanos y naranjas.
- Verduras de hojas verdes, como espinacas y col rizada.
- Aceite de oliva
- Frutos secos, como almendras y nueces.
- Tomates

Jabones

Los jabones fuertes pueden irritar nuestra piel y empeorar los síntomas dePsoriasis y eccema. El pH natural de nuestra piel es de 4 a 5, mientras que el pH del jabón es de 9 a 10, lo que puede provocar un desequilibrio del pH y resecar nuestra piel.

A continuación se ofrecen algunos consejos a la hora de ducharse: Elija un jabón suave, supergraso, no alcalino y libre de laurilsulfato de sodio y exfoliantes. Asegúrese de enjuagar completamente para evitar residuos de jabón después del baño. Sea cuidadoso con la piel cuando se duche o bañe y no use una toallita, una esponja, una esponja vegetal o un exfoliante que pueda raspar su piel e irritarla aún más. Seque suavemente dando palmaditas en lugar de frotar e hidrate inmediatamente para sellar la humedad.

Detergente y Suavizante

El detergente para ropa tiende a contener productos químicos agresivos, como agentes espumantes, que pueden resecar la piel y empeorarla.Psoriasis y eccema. Los suavizantes de telas también suelen provocar que las fragancias y otros productos químicos permanezcan en la ropa, irritando la piel.

Si sospecha que esto podría ser un problema, intente cambiar su detergente por uno que sea más suave, sin fragancia ni color, y omita el suavizante de telas por completo.

Evite las temperaturas extremas

Las altas temperaturas pueden provocar una sensación de picazón y picazón en la piel y provocar transpiración, lo que puede favorecer el crecimiento de bacterias y otros irritantes de la piel. Mientras tanto, los inviernos fríos tienden a tener aire seco, lo que resulta en piel seca que puede empeorarPsoriasis y eccemasíntomas.

Durante el clima cálido, use ropa holgada y transpirable, manténgase hidratado, traiga toallitas de papel suaves para mantenerse seco y permanezca en el interior fresco tanto como sea posible, especialmente durante las horas más calurosas del día. Durante los inviernos fríos y secos, use un humidificador, use la ropa adecuada (tenga en cuenta para evitar el uso de materiales que puedan irritar su piel, como la lana) e hidrátese con frecuencia.

Si el eccema severo está causando grandes molestias y afectando a tu día a día, una medida extrema será trasladarte a un lugar con un clima diferente.

Hidratar

La hidratación se ha mencionado varias veces en este estudio, pero no se puede enfatizar lo suficiente. Además de la frecuencia de la hidratación, la clave es utilizar la crema hidratante adecuada. Evite las lociones que contengan fragancias y otros posibles irritantes.

Aceite de girasol

El aceite de semilla de girasol virgen puede ayudar a la piel a retener la humedad y tiene propiedades antiinflamatorias que pueden aliviar los síntomas del eczema. Simplemente aplícalo sobre tu piel dos veces al día. Sin embargo, evita este remedio si eres alérgico a las semillas de girasol.

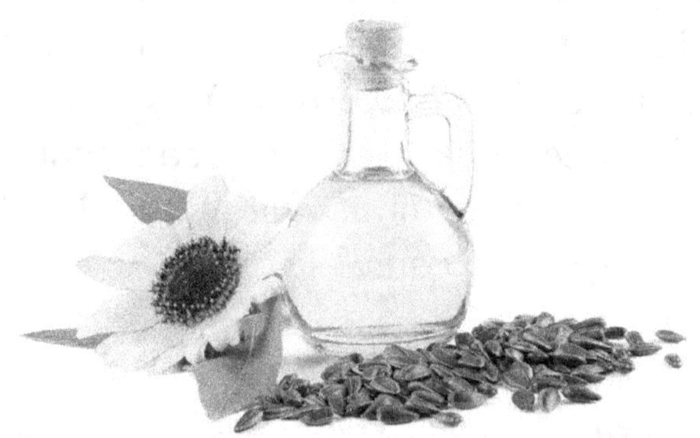

Acupresión

Hallazgos preliminares de unestudio realizado por la Universidad Northwestern han revelado que presionar un punto específico del brazo puede ayudar a reducir la picazón causada porPsoriasis y eccema. Para encontrar este punto de acupresión, coloque su mano derecha sobre su codo izquierdo mientras su brazo izquierdo está doblado, luego sienta la parte superior del músculo del antebrazo. Masajee este lugar durante 3 minutos mientras respira profundamente.

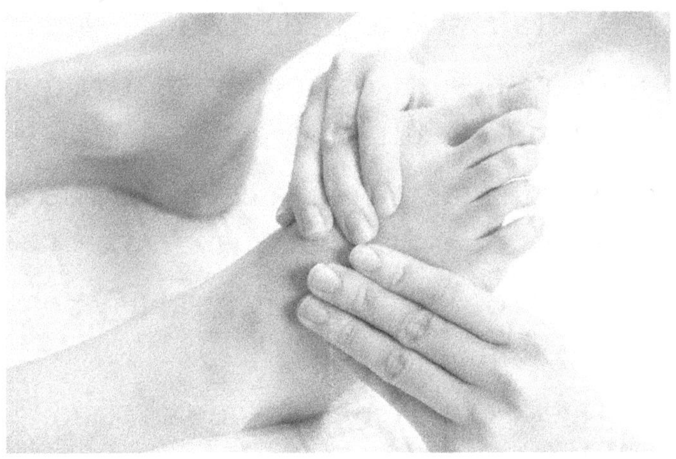

Si bien se necesitan estudios más profundos y a gran escala para confirmar estos hallazgos, los hallazgos iniciales son prometedores y no hay nada de malo en probarlos.

Evite los ejercicios de alta intensidad

Durante un brote de eccema, el calor corporal y la transpiración pueden empeorar la picazón y los síntomas. Si bien sigue siendo importante hacer ejercicio para mantenerse saludable, existen algunas medidas que puede tomar para reducir el agravamiento:

- Haga ejercicio en un área interior con aire acondicionado o cuando la temperatura sea más fresca al aire libre.
- Hidratarse adecuadamente
- Tome descansos frecuentes para que su cuerpo se enfríe.
- Mantenga una toalla cerca para secarse el sudor mientras hace ejercicio.
- Usar ropa ligera, transpirable y holgada de algodón.
- Dúchese poco después de su sesión de ejercicio.

Evite rascarse

La picazón es una de las más difíciles.Psoriasis y eccemaHay síntomas que tratar y decirle que evite rascarse es mucho más fácil de decir que de hacer. Sin embargo, rascarse puede provocar la liberación de sustancias inflamatorias y empeorar el picor. También puede provocar lesiones en la piel, lo que aumenta las posibilidades de infección.

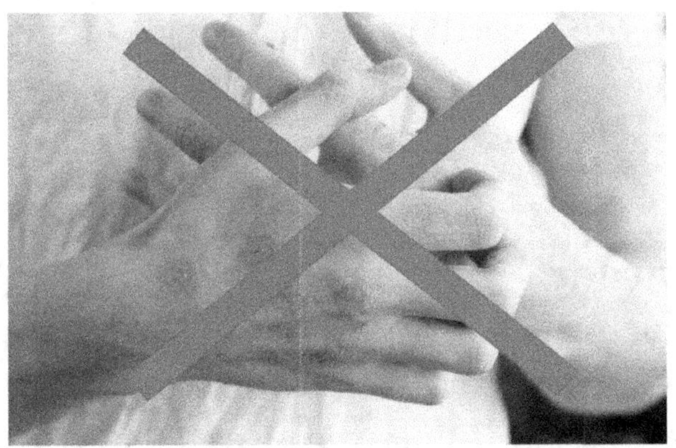

Para minimizar el daño causado por los rasguños, mantenga siempre las uñas recortadas. También es posible que desees envolver el área afectada y usar guantes para dormir.

Desestresarse

El estrés, que a menudo provoca inflamación en el cuerpo, es un desencadenante común del eczema. Si te encuentras bajo estrés, prueba algunas técnicas de relajación como la meditación, la respiración profunda y el yoga.

Diferentes técnicas funcionan para diferentes personas, así que encuentre algo que funcione para usted.

Un estilo de vida generalmente saludable, consistente en una dieta equilibrada, dormir lo suficiente y hacer ejercicio regularmente, también puede ayudar a reducir las posibilidades de sufriruna psoriasis y eczemaestallar.

Recordar: Siempre que pruebe nuevos productos y remedios, pruebe siempre primero una cantidad modesta en una pequeña zona de la piel, en caso de alergia o irritación. En caso de duda, siempre consulte a su médico.

Precauciones de cuidado personal

Además de los medicamentos y la terapia, puedes realizar pequeños cambios en tus hábitos diarios teniendo mucho cuidado:

- Asegúrese de que el agua esté tibia durante las duchas y las sesiones cortas.

- Evite frotar o limpiar su cuerpo con fuerza después de la ducha. En su lugar, dé palmaditas suaves en la piel y deje que el aire la seque de forma natural.

- Aplique cremas hidratantes a diario e inmediatamente después de la ducha (mientras la piel aún esté húmeda). Opte por humectantes a base de aceite como manteca corporal,

- Utilice ropa holgada y tejidos no abrasivos, incluidas toallas.

- Utilice un humidificador, especialmente por la noche cuando la temperatura es fría y seca. Los humidificadores aumentan el nivel de humedad en el aire, lo que puede aliviar la piel seca. Tenga cuidado de no ajustar la humedad demasiado alta, ya que el aire húmedo puede provocar el crecimiento de bacterias.

- Elija productos de higiene, cuidado de la piel y cosméticos que contengan ingredientes suaves o aquellos especialmente formulados para la psoriasis y el eczema. Manténgase alejado de aquellos que no son adecuados para la sequedad de la piel, como limpiadores en espuma y humectantes a base de agua.

- Evite estar demasiado tiempo bajo el sol y en una habitación con aire acondicionado.

- Minimiza la participación en actividades rigurosas como entrenamientos intensos que pueden provocar sudoración excesiva y aumento del calor corporal.

- Incluya alimentos antiinflamatorios en su dieta, por ejemplo, pescados ricos en ácidos grasos omega-3, jengibre, nueces, verduras de hoja y frutas ricas en antioxidantes.

- Mantenga las uñas de las manos y de los pies cortas para evitar el sangrado durante el cuidado.

- Esté especialmente alerta a los factores desencadenantes.

Sección 7

Es mejor prevenir que curar

Encontrar los desencadenantes y prevenir por completo los brotes de psoriasis y eczema es una mejor estrategia a largo plazo para controlar los síntomas del eczema, aunque los remedios y tratamientos caseros pueden ayudar.

Toma nota de todo lo que comes y de cualquier otra cosa que te irrite. Incluso puedes realizar un seguimiento de los brotes de eczema y registrar la exposición a posibles causas llevando un diario, si eso te ayuda. Una vez que haya determinado qué los desencadena, tome medidas para evitar que conduzcan a una exacerbación de su eczema. Por ejemplo, si la sudoración es un desencadenante para usted, tenga siempre a mano pañuelos humectantes y báñese poco después de hacer ejercicio.

El eccema y la psoriasis pueden ser difíciles de controlar, pero con perseverancia, autocontrol y la asistencia adecuada, puedes aprender más sobre tu cuerpo y evitar los brotes de eczema. En caso de duda, consulte a un médico para crear una estrategia que se adapte a sus necesidades.

www.ingramcontent.com/pod-product-compliance
Lightning Source LLC
Chambersburg PA
CBHW071031260726
48661CB00007B/3004